ESSAI

SUR LES

MÉDICAMENTS

A PROPRIÉTÉS VARIABLES

ET A PROPRIÉTÉS PERMANENTES

PAR

LE Dr ALP. BECK

DE MONTHAIS

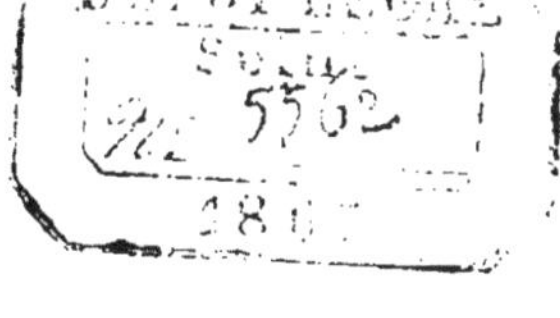

PARIS

J.-B. BAILLIÈRE ET FILS

LIBRAIRES DE L'ACADÉMIE IMPÉRIALE DE MÉDECINE

19, RUE HAUTEFEUILLE, PRÈS LE BOULEVARD SAINT-GERMAIN

1867

ESSAI

SUR

LES MÉDICAMENTS

A PROPRIÉTÉS VARIABLES

ET A PROPRIÉTÉS PERMANENTES

Le nombre des corps simples employés en médecine est très-restreint; beaucoup d'entre eux n'ont même pas été étudiés jusqu'à ce jour. L'eussent-ils été, il est probable qu'ils ne suffiraient pas à satisfaire à toutes les exigences de la thérapeutique. Incessamment poussés par la nécessité d'opposer aux protéiformes les manifestations pathologiques des agents efficaces, les médecins ont exploité la riche mine des combinaisons binaires, ternaires, etc. Guidés souvent dans ces tentatives par un pur empirisme, on les voit plus souvent encore recourir aux combinaisons chimiques dans l'espoir d'associer les propriétés des différents corps simples et d'en constituer des individualités nouvelles ou plus puissantes, soit au point de vue de la qualité, soit à celui de la quantité des symptômes à combattre. Quels sont les corps simples qui, dans ces combinaisons, conservent les traits principaux de leur action? Quels sont ceux qui les perdent plus ou moins, jusqu'au point de voir chez quelques-uns disparaître entièrement leur physionomie primitive? A quel principe pourrait se rattacher cet ensemble de faits? Telles sont les questions que je voudrais aborder dans cette étude. Quoique les données sur lesquelles je devrai m'appuyer ne soient pas encore suffisantes pour examiner tous les corps simples et leurs combinaisons, cependant cette question peut déjà être soulevée avec un certain avantage dans l'état actuel de nos connaissances. Et, dans ce but, trois sources se présentent naturellement : les résultats cliniques ou la tradition, les faits toxicologiques et physiologiques, enfin l'expérimentation pathogénétique.

La source la plus ancienne n'est pas la plus utile à consulter, malgré les richesses que le temps lui aurait permis d'accumuler, si un principe large et fécond avait inspiré ses recherches. Mais sans cesse ballottée entre des opinions contraires, elle a continué de parcourir des sentiers battus, sous l'influence de l'empirisme et des hypothèses, arrachant avec peine quelques-uns des secrets de la nature. La tradition repose sur un certain fond de croyances plus ou moins solidement établies et admises par les diverses écoles ; mais ces vérités *ab usu in morbis*, par là même qu'elles résultent de l'application des médicaments à des groupes nominaux de symptômes, souvent eux-mêmes assez mal définis, ne sauraient avoir un grand caractère de précision. Chaque jour voit affirmer tour à tour et nier l'appropriation de certains agents à des maladies nominalement semblables. Les résultats cliniques ne peuvent donner que des indications générales, quoique l'idée de l'efficacité relative de certains médicaments surnage et reste comme un fait acquis en dehors de toute supposition et de tout empirisme. Ainsi le fer, l'iode, le mercure, ont des domaines respectés par les diverses écoles, et la nature et la sphère de leur action ne sauraient être confondues. Ils constituent avec les corps qui entrent avec eux en combinaison chimique des familles thérapeutiques, dans lesquelles on retrouve l'empreinte primitive des éléments, plus ou moins voilée ou excitée suivant la nature des combinaisons.

Si, dans cette méthode, les grands traits propres au caractère de chaque substance peuvent être facilement constatés, il ne saurait en être de même des caractères moins prononcés et des nuances plus délicates qui servent de transition entre les composés divers qui ont un même radical pour point de départ. La plupart du temps la tradition s'arrête à ces limites, faute de pouvoir justement distinguer dans l'action des agents médicaux ce qui leur est propre, des effets dus à la maladie, envisagée dans tous les éléments qui la constituent. En outre, à part un nombre assez restreint de corps mis en relief par un ensemble de puissantes facultés, la matière médicale classique devient de moins en moins rigoureuse au fur et à mesure qu'il est question de substances plus rarement usitées ou à effets moins éclatants : ainsi, du bismuth, de la chaux, des acides combinés, etc., quoique ici encore quelques lueurs éclairent l'esprit qui parcourt cette voie. Les classifications des matières médicales démontrent pleinement la pénurie de notions exactes sur les propriétés primitives des médicaments, groupés, tantôt empiriquement, tantôt hypothétiquement, ici d'après quelques propriétés physiologiques assez peu nombreuses, là d'après l'action thérapeutique qu'on leur prête, il est impossible de s'élever par elles à la connaissance exacte et complète des médicaments soit simples, soit composés.

La toxicologie, comme son nom le fait présumer, se meut dans une sphère assez étroite. Dessinant en traits vigoureux certains types peu nombreux, elle les a mis en relief plutôt dans leur expression extrême que dans leurs nuances; la rapidité de la succession des diverses phases de la plupart des maladies produites par les poisons ne permettant pas à beaucoup de symptômes de se manifester. Cependant nous possédons une connaissance assez étendue de l'action de certains toxiques: plomb, iode, arsenic, mercure, etc., insuffisante toutefois pour en avoir une idée complète, soit qu'on les envisage dans leur état de pureté, soit qu'on les étudie dans leurs combinaisons chimiques.

Les lésions matérielles ont surtout fixé l'attention, ensuite celle de fonctions; les plus négligées sont celles qui se rapportent au moral et aux facultés intellectuelles. Les lésions matérielles, la plupart de contact, en rapport étroit par conséquent avec les propriétés chimiques, ne donnent pas une idée suffisante des modifications imprimées à l'organisme; elles sont des lésions et non des maladies, ne pouvant exprimer le *modus vivendi* des organismes soumis à l'action des poisons. Dans les combinaisons des toxiques entre eux, elles ne suffisent pas à en faire reconnaître les éléments.

Les violentes perturbations fonctionnelles, en conséquence de l'action chimique ou locale et de l'absorption, ne permettant souvent pas aux symptômes moins aigus d'être reconnus, ce n'est que lorsque la résistance vitale ou des doses modérées ont toléré la continuation du jeu de l'organisme, que peuvent se dégager les traits moins énergiques qui achèvent le tableau. Et cependant c'est souvent à ces derniers que l'on doit la caractéristique qui fait reconnaître l'agent toxique. Ici les abus de l'allopathie viennent au secours de la toxicologie, en présentant une riche mine à consulter pour compléter le tableau des symptômes propres à l'action des divers poisons, comme le démontre l'histoire du mercure, de l'iode, du plomb, etc.

Des modifications dans les facultés morales et intellectuelles accompagnent inévitablement les désordres matériels et fonctionnels provoqués par les poisons; chaque toxique possède une physionomie spéciale sous ce rapport, quelques-uns ont de l'analogie entre eux, mais jamais il n'y a identité. La plupart des faits toxicologiques de cet ordre se rapportent à ce qu'on pourrait nommer la partie objective de ces phénomènes : délire bruyant, mutisme, fureur, hallucinations, etc. Qu'il y a loin de là à une connaissance approfondie des perturbations morales et intellectuelles, telle qu'on peut la puiser à une autre source! Et cette recherche n'est pas vaine lorsque, appuyé sur la loi des semblables, on veut logiquement extraire de ses flancs les moyens de combattre les maladies, je ne dirai pas seulement psychiques, mais souvent de la sphère la plus matérielle. Il y a dans les syndromes symptomatiques une série graduellement ascendante d'importance relative des signes, et l'expérience prouve que l'organisme vivant, sentant, pensant, offre des points d'appui d'autant plus importants qu'ils se trouvent plus haut dans l'échelle.

Vingt-trois siècles d'essais empiriques, d'épreuves hypothétiques s'écoulèrent avant que la médecine s'aperçût que les agents thérapeutiques devaient avant tout être étudiés sur l'homme sain; étudiés dans tous leurs rapports avec les diverses parties et fonctions de l'organisme; étudiés de manière à faire révéler par chaque substance ses propriétés de tout ordre; que cette étude constituait une science nouvelle, la plus indispensable, le fondement de toute thérapeutique digne de ce nom. Ce fut comme une révélation, mais l'événement si grand et sa lumière si vive que le plus grand nombre en fut ébloui et n'en peut encore supporter l'éclat. Cependant quelque abondants que soient les matériaux réunis par Hahnemann et son école, une très-forte partie des corps simples et de leurs composés a dû rester jusqu'ici en dehors des recherches qui nous ont fait connaître ceux qui constituent notre matière médicale actuelle.

C'est à cette source que je puiserai principalement les éléments de la démonstration que je veux tenter. Pour ne pas fatiguer inutilement l'attention de mes confrères, je me bornerai à l'examen rapide d'un certain nombre de substances, ne croyant pas nécessaire de développer ici une minutieuse analyse de chaque corps et des analogies et des dissemblances de chacun d'eux et de leurs combinaisons. M'étendre davantage me semblerait en outre faire un double emploi des richesses accumulées dans les pathogénésies homœopathiques, faciles à consulter.

Cette étude analytique achevée, je résumerai brièvement la conclusion théorique qui me paraît en découler logiquement.

CARBONE

Nous connaissons les propriétés pathogénétiques du carbone plus ou moins pur, étudié sous les noms de *Carbo végétal*, *Carbo animal*, et *Graphites*. Celles de ce corps à l'état de pureté absolue nous sont à peu près inconnues ; cependant j'ai pu m'assurer cliniquement que le symptôme 492 du *Carbo animalis* lui est commun. Ce que nous savons des nombreuses dissemblances qui séparent *Graphites* des deux autres *Carbo* et ceux-ci entre eux, indique une grande instabilité du type *Carbone;* mais ses combinaisons oxygénées conservent et développent même l'action asphyxiante, si remarquable dans *Carbo vegetabilis* :

Symptômes 40 à 45, 49, 53, 67, 69, 81, 128, 511, 512, 545, 546, 760, 767, 952, 1074, 1084, etc., d'où l'on pourrait conclure que le carbone pur la possède déjà. Dans les combinaisons chimiques l'acide carbonique disparaît et fait fonction de modificateur du type auquel il est uni, sans que les nouveaux caractères se rapprochent de ceux qui appartiennent aux divers *Carbo*. Ainsi dans *Calcarea carbonica*, *Natrum carb.*, *Ferrum carb.*, rien ne rappelle plus la présence de l'acide carbonique, quoique les bases se trouvent assez notablement modifiées par leur union avec ce faible acide.

AZOTE

L'azote, qui sert de véhicule à l'oxygène atmosphérique, qui ne nuit dans certains cas que par ses effets négatifs, venant à s'unir au carbone que nous connaissons, et à l'hydrogène dont les combinaisons oxygénées n'ont pas d'action sur la force vitale, devient tout à coup le redoutable acide prussique, dont l'effet foudroyant n'a rien qui trahisse les corps qui entrent dans sa composition, comme le témoignent leurs combinaisons binaires.

Les combinaisons oxygénées de l'azote échappent à toute comparaison avec les effets connus des deux radicaux. L'acide azotique, entre autres, est l'un des corps les plus remarquables par ses propriétés, puisqu'il s'étend depuis certains ramollissements des membranes muqueuses et des ulcérations caractéristiques d'un côté, jusqu'à la production de néoplasmes de l'autre. Il en arrive ainsi à simuler des effets mercuriels. Mais cette grande individualité trahit son origine par la facilité avec laquelle elle s'efface dans les combinaisons ternaires : nitrates de potasse, de chaux, etc. Cependant, on trouve dans *Mercurius nitr.* l'activité sycotique plus développée que dans les autres préparations hydrargiriques, ce que l'on pourrait attribuer au radical azotique. Dans *Glonoinum*, la plénitude cérébrale, les perversions de la fonction visuelle, les symptômes de la bouche, de la gorge, la congestion active du cœur rappellent encore les propriétés de l'acide nitrique. Dans *Nitrum*, les symptômes du nez, quelques-uns de la cavité buccale, le froid épigastrique, l'émission douloureuse d'urine foncée, les douleurs lancinantes, les déchirements dans les membres portent encore l'empreinte de l'acide nitrique, mais la plupart des autres effets ont disparu, ceux surtout qui indiquent une profonde altération de l'organisme. Le nitrate de potasse, engendré par l'union de deux des plus riches médicaments de notre matière médicale, se trouve être à son tour l'un des plus pauvres ; ce qui est tout à fait conforme à la théorie dont je parlerai à la fin de cet essai.

Argentum nitric. conserve sans doute la causticité de l'acide azotique, mais la chimie vient bien vite réduire cet effet sous sa loi ; il n'a, par conséquent, rien de commun avec l'action de ce sel sur le dynanisme organique.

SOUFRE

Le soufre soit pur, soit combiné, est un des corps les plus fréquemment employés. Mais si l'on compare ce métalloïde avec les combinaisons dans lesquelles il entre ou celles-ci entre elles, on est frappé du peu de rapports que ces substances conservent ; les corps binaires, ternaires, etc., n'ont rien dans leur action qui rappelle sa présence, si l'on en excepte l'hydrogène sulfuré, l'acide sulfureux, l'acide sulfurique et quelques composés haloïdes. C'est au point que, à part ces substances, c'est en dehors de la série des corps qui contiennent du soufre qu'il faut lui chercher des analogues.

Acidum sulfuricum s'en rapproche encore par les palpitations musculaires, les verrues, les sugillations, les engelures, les taches pruriantes, l'ophthalmie chronique, le gonflement de la face, l'exfoliation des lèvres, le gonflement des glandes sous-maxillaires, la salivation sanguinolente, les aphtes, la boulimie, le gastricisme, le froid épigastrique, les symptômes de hernie, la putridité des selles, la congestion hémorrhoïdaire, l'urine muqueuse et à pellicule huileuse, la métrorrhagie, l'hémoptysie, les crampes aux mains et quelques autres symptômes que j'omets pour abréger. Mais la sphère d'action de l'acide sulfurique est infiniment moins étendue que celle de sulphur, et les propriétés de celui-là, que ce dernier ne possède pas, ne sont pas assez nombreuses pour qu'il ne soit pas évident que l'oxygène est venu rétrécir plutôt qu'étendre l'individualité du soufre. Au reste, c'est là un résultat fréquent de la présence de l'oxygène, analogue à l'effet que les bases produisent la plupart du temps sur les acides, même les plus puissants. Souvent ceux-ci paraissent comme annulés tandis qu'elles conservent une plus ou moins grande part de leur virtualité primitive.

Hepar sulf. calcar., substance haloïde, garde du soufre : l'exacerbation nocturne des douleurs, l'action végétative à réaction atrophique sur le tissu cellulaire, la douleur ulcérative, le gonflement arthritique des articulations, les affections glandulaires, le prurit brûlant, l'éruption urticaire, l'état maladif de la peau avec tendance à l'ulcération, le saignement des ulcères, plusieurs formes de troubles du sommeil, de perturbations morales et fébriles, quelques symptômes de la tête, plusieurs des organes de la vue et de l'ouïe, la congestion de la face, la couleur jaunâtre de la peau du visage, la fluxion gingivale, la sensation d'un corps étranger dans la gorge, les rapports avec goût d'œufs pourris et autres symptômes de gastricisme, les douleurs lancinantes au foie et à la rate, la douleur pressive à l'épigastre, les selles blanchâtres ou verdâtres, muqueuses, l'hématurie, la pellicule urinaire huileuse, l'ulcération du gland, des symptômes laryngiens et pulmonaires, des extrémités et du système osseux, etc. (1). Mais, au total, les puissantes individualités de *Sulfur* et de *Calcarea* ne se retrouvent pas en entier dans *Hepar sulfcalcarea*, quoique l'on puisse facilement conclure, de la connaissance de ses propriétés, que ces corps entrent dans sa composition. Par contre de leur union chimique résultent de nouvelles facultés dont le germe ne peut guère être soupçonné dans les radicaux, telles que l'appropriation de *Hepar sulf. calcar.* à une certaine période du croup, son action d'antidote dynamique des mercuriaux, sur les couches profondes du derme, sur la formation du pus, l'odeur spéciale qu'il imprime aux ulcères, etc.

(1) En comparant *Calc. caust.* avec *Hepar sulf. calcar.* on constate aussi de fréquentes analogies, que je prétérite pour ne pas étendre mes citations outre mesure.

L'acide sulfureux, l'acide sulfhydrique, les sulfures de sodium et de potassium, reflètent encore d'une manière suffisante la présence du soufre, comme la clinique nous le prouve facilement, au moins pour certaines propriétés. Dans le sulfure de carbone se manifeste déjà une action très-spéciale sur le système nerveux. Mobilité extrême, violences sans motif, diminution de la mémoire, hébétude, céphalalgie, vertiges, amblyopie, troubles de l'ouïe, dyspepsie, impuissance chez l'homme, anaphrodisie chez la femme, paralysies diverses, etc. Les sulfates inorganiques et organiques s'éloignent tout à fait du type soufre, au point que dans ceux-ci il devient méconnaissable. Dans les sulfates d'atropine et de quinine, dominent d'une manière absolue les effets de ces alcaloïdes, et si ces deux sels présentent quelques particularités qui n'ont pas leurs bases, d'abord elles ne se rapportent ni au soufre, ni à son acide, ensuite elles ne sont que des variétés ou des nuances, tandis que les types atropine et quinine restent avec toute leur physionomie. De même l'acide sulfurique des sulfates de fer, de mercure, de magnésie, etc., ne joue non plus qu'un rôle tout à fait effacé sur les propriétés dynamiques de ces sels, lesquelles ne trahissent rien de la présence de l'acide, mais très-souvent celle des bases.

CAUSTICUM

Bien des corps qui n'ont joué longtemps qu'un rôle modeste ont été appelés au premier rang dans la thérapeutique, depuis qu'une étude attentive a mis au jour les nombreuses propriétés qu'ils possèdent, qu'une préparation plus parfaite leur a permis de révéler. Dans ce nombre se trouve l'oxyde de *Calcium*, remarquable entre tous par son activité contre les déviations de la force vitale qui ont pour siége la trame organique, que l'hérédité transmet et qui portent leurs atteintes jusque sur les attributs les plus élevés de l'homme. Les maladies auxquelles il est homœopathique occupent une sphère immense et s'étendent depuis les plus imperceptibles perversions organiques jusqu'aux désordres qui ont pour siége le système osseux, les glandes, l'encéphale : polysarcie et atrophie, scrophules internes et externes, polypes, végétations verruqueuses, kystes, phthysie tuberculeuse, anémie, chlorose, ramollissement des os, monomanies, convulsions, goutte, etc. C'est à ces propriétés aussi nombreuses que variées que ce corps doit d'être un des plus fréquemment en rapport avec les maladies de l'enfance et de la jeunesse. Agent de régénération de l'espèce, il détruit, dès la conception même et les premières années de la vie, les prédispositious morbides de sa sphère.

L'oxyde de calcium, si généralement répandu dans la nature, entre dans notre composition organique en qualité d'élément indispensable ; nous ne cessons d'en absorber avec les éléments et les boissons, mais une grande partie n'est pas assimilée en tant que superflue. Son abondance devient même une cause fréquente de maladies endémiques, aperçue par l'ancienne médecine, mais non démontrée faute d'une méthode qui lui permît de constater scientifiquement cette hypothèse. Cette question me paraît entièrement résolue par les pathogénésies de *Calcarea carb.* et de *Causticum*, confirmées et étendues par l'application et l'induction cliniques. Aujourd'hui, est clairement défini le rôle que joue le carbonate de chaux dans la production de deux affections jumelles, à savoir : le goître et le crétinisme.

L'ancienne médecine, par des voies mi-partie empiriques et chimiques, était déjà arrivée à des applications utiles de cet agent dans le rachitisme, les suppurations internes, la tuberculisation, la diarrhée chronique des enfants, le pyrosis (*Aqua calcis*, *Oculi cancr.*, *Calcar. nitr. Calcar. hypophos.*, etc.); mais il était réservé à l'homœopathie de préciser expérimentalement la vaste sphère et la nature de l'action de cet énorme médicament. Moins actif en général lorsque les molécules sont encore condensés, la division, le frottement, les secousses excitent la manifestation de ses propriétés, qui paraissent se multiplier avec les procédés indiquées par Hahnemann, et être surtout représentées par *Causticum*, *Calcarea carbon.* et *Calcar. acet.* Les deux sels sont des modifications en plus ou en moins de l'action du radical *Causticum*, leurs acides étant trop faibles pour pervertir la nature fondamentale de ses propriétés. Mais dans les autres sels de chaux ses propriétés déclinent et s'effacent ;

en d'autres termes, le type si remarquable du *Causticum* s'efface assez promptement dans les combinaisons ternaires à acides forts. Dans les sels haloïdes, il se conserve en majeure partie.

Calcarea carbonica a une très-grande analogie avec *Causticum*, relativement aux symptômes abdominaux : météorisme, selles décolorées, selles enduites de mucus, sanguinolentes ou avec ascarides, prurit extrême de l'anus ; mais dans *Calcar. carbon.* l'action s'étend jusqu'à produire la lienterie et la fétidité des selles, symptômes qui manquent à *Causticum*, doué par contre d'une telle activité sur la couche musculaire intestinale, que le volume des matières expulsées devient extrêmement grêle. Ce dernier symptôme, commun à *Sulfur*, disparaît dans *Hepar sulf. calcar.*

Causticum et *Calcarea carbon* ont une action analogue sur le *detrusor urinæ* et sur le sphincter de la vessie, sur la membrane muqueuse vésicale, sur les reins ; mais *Calcarea carb.* a de plus la fétidité de l'urine, caractère semblable à celui déjà noté plus haut. Elle excite plus violemment que *Causticum.* l'appétit vénérien et l'excrétion séminale, tandis que ce dernier a une action si spéciale et si profonde sur les organes génitaux, que l'homœopathie a trouvé en lui un des remèdes du chancre gangréneux (symptôme 762). Cette propriété si remarquable manque absolument aux sels de chaux, comme à tous les composés dont elle fait partie. *Causticum* retarde les règles, mais elles sont plus abondantes et même avec des caillots ; *Calcarea carb.* les hâle et les rend aussi plus abondantes, en excitant même des métrorrhagies. Tous deux ont des symptômes de forte congestion utérine, mais d'une nature différente, à en juger par leurs effets opposés sur le flux menstruel. *Calc. carb.* produit un fort gonflement des glandes mammaires et agit vivement sur la sécrétion du lait dans ses deux extrêmes d'excès et d'agalactie, tandis que dans *Causticum* l'action est plus cutanée et va tout au plus jusqu'à produire une certaine diminution de la sécrétion. Dans plusieurs cas identiques d'hypertrophie des mamelles, j'ai vu agir *Calcar. carb.* après l'insuccès complet de *Causticum*.

Sur la peau, *Calcar. carb.* produit des effets qui se rapportent à ceux de *Causticum*, seulement plus étendus et plus variés, depuis l'intertrigo jusqu'à l'ulcération, depuis le prurit simple ou brûlant jusqu'à la desquammation, depuis les taches lenticulaires jusqu'aux éruptions urticaires, herpétiques, furonculeuses. Tous deux manifestent des symptômes sycotiques et engendrent la dilatation des veines; mais *Calcarea carb.* étend son action jusqu'à la production de tumeurs enkystées, tandis qu'elle est privée d'homœopathicité avec les pustules varioliques, auxquelles M. le docteur Teste nous a appris à opposer avec tant de succès l'action de *Causticum*, dans des cas bien déterminés.

Causticum et *Calcarea carb.* ont des douleurs nocturnes tractives dans les bras, mais le caractère névralgique de ces douleurs n'appartient qu'à *Causticum*, chez lequel il est extrêmement prononcé. Le tremblement, l'enflure, la torpeur, l'engourdissement, l'inertie des mains, se rencontrent chez les deux; mais *Calcar. carb.* a en plus un état crampoïde très-caractéristique ainsi que la déformation de tous les doigts, tandis que dans *Causticum* nous trouvons le raccourcissement et l'induration des tendons. Aux membres inférieurs, les symptômes de ces deux médicaments se montrent très-analogues avec ceux des bras.

Étiologiquement, *Calcarea carb.* continue de refléter l'action de son radical dans les diathèses auxquelles il est homœopathique, le rhythme de ses affections, l'influence que possèdent sur ses effets la température, la lumière, le temps, l'humidité, le repos, le mouvement, la position, les aliments, les boissons, etc., soit comme causes d'exacerbation, soit comme circonstances d'amélioration. Cependant, ici encore, les dissemblances sont nombreuses et caractéristiques.

SODIUM

Le *Sodium* n'a pas été expérimenté, mais nous possédons un ensemble de bonnes recherches sur quelques corps dont il fait partie, lesquels, par certaines propriétés fixes qu'ils présentent en commun, sans qu'on puisse les attribuer aux autres constituants, amènent à conclure qu'elles doivent remonter jusqu'au radical *Sodium*. Ainsi la production des verrues, le raccourcissement des tendons, l'extrême faiblesse musculaire poussée jusqu'à la paralysie, les sueurs provoquées par le moindre mouvement, l'état moral, la somnolence diurne suivie d'insomnie nocturne, la face jaunâtre, la faim canine sont propres à *Natrum carbon.* et à *Natrum muriaticum.*

Le *Sodium* appartient à cette catégorie de corps chez lesquels nous voyons chanceler le type radical, pas assez pour que quelques grandes propriétés ne rappellent encore la nature de son action, mais beaucoup trop cependant pour que, dans un but thérapeutique, des différences tranchées ne soient faciles à constater et n'empêchent toute confusion ou substitution. Les deux sels ci-dessus désignés produisent, par exemple, des ulcérations sur la membrane muqueuse, mais en des lieux différents. *Natrum muriat.* excite des symptômes d'uréthrite, lesquels manquent à *Natrum carb.*, malgré son intense action sur les organes urinaires. Le fourmillement engourdissant à la langue, la salive sanguinolente, la carie des dents, le spasme de la gorge, l'ulcération gingivale et pharyngienne, l'émission involontaire de l'urine, la périodicité fébrile quotidienne ou tierce, avec prédominance du stade de froid, etc., appartiennent spécialement à *Natrum muriat.*, tandis que *Natrum carb.* possède en propre l'ulcération de la cornée et du talon, la sécrétion nasale et bronchiale de mucus verdâtre, les crevasses entre les orteils, etc.

L'étiologie de ces deux sels présente aussi de grandes différences, très-importantes au point de vue de l'appropriation des médicaments, depuis que l'homœopathie nous a révélé la nécessité d'individualiser chaque affection et de tenir compte des causes qui excitent, modifient ou font disparaître les symptômes morbides. *Natrum muriat.* offre des effets sur lesquels la nuit, la période matutinale, le coucher, le mouvement, les efforts corporels agissent en les excitant ou en les aggravant, tandis que la station assise les soulage. *Natrum carbon.* trouve au contraire dans cette position la cause de la manifestation de symptômes que le mouvement, la pression, le frottement dissipent.

Natrum sulfuricum n'a presque plus rien du type, et dans *Aurum natro-muriaticum* rien ne fait plus soupçonner la présence du *Sodium*.

FER

Les ferrugineux doivent à la spécialité mal délimitée et mal définie qu'on leur a prêtée leur emploi si fréquent; souvent aussi la chimie a empiété sur le domaine médical, soit pour désigner les meilleures combinaisons du métal, soit pour en fixer *a priori* les indications. Malgré tout, deux vérités se dégagent de l'état actuel de la science thérapeutique, à savoir : que le fer métallique ou ses sels de composition peu stable sont les plus aptes à l'action médicamenteuse, et que celle-ci n'est pas chimique, mais bien vitale. Et si l'on voulait chercher dans une action locale la cause de la puissance des ferrugineux contre le groupe d'affections dont on a fait à tort le spécifique, c'est plutôt par ses effets sur les voies digestives que l'on pourrait s'en rendre compte, si dans une maladie aussi primitivement générale il n'était pas plus logique de conclure à une action générale aussi, c'est-à-dire purement dynamique, sur la force vitale.

Cependant quelques préparations ferrugineuses semblent agir dans certains cas d'une manière locale ou chimique; mais encore en ceci il ne faut voir qu'une action purement dynamique, comme il est facile de s'en assurer par les symptômes : 11, 28, 42, 43, 143, 157, 182, 183, 184, 185, 225, etc., produits par le fer administré intérieurement. Comment pourrait-on opposer le sesqui-chlorure de fer à des hémorrhagies internes qu'il arrête souvent sans être appliqué *loco dolenti*, quoique son astringence ferme à sa pénétration les voies d'absorption? Ou bien comment ne pas redouter, s'il est absorbé, ses effets chimiques sur les capillaires internes d'où résulterait la coagulation du sang, et par conséquent une asphyxie siégeant dans tout l'organisme; car il n'est pas besoin d'ajouter que l'on ne saurait limiter son action précisément aux points malades, et qu'il devrait dès lors produire des caillots dans toutes les parties du corps où le transporterait la circulation. Enfin si cette action est chimique, comment comprendre qu'il conserve sa faculté hémostatique lorsque la quantité administrée est des milliards de fois insuffisante pour coaguler chimiquement assez de fibrine, ainsi que cela a lieu entre les mains des homœopates?

Quelques-uns des importants caractères de l'action dynamique du fer : excitation du cœur et du système artériel, congestions, hémorrhagies, anémie, chlorose, aménorrhée, névralgies, mucosités visqueuses et sanguinolentes dans les bronches, œdème des extrémités inférieures persistent dans le fer faisant partie d'un sel, comme on peut le voir dans la pathogénésie commune à *Ferrum metal.* et *Ferrum acet.* Plusieurs d'entre elles se remarquent encore dans la courte pathogénésie de *Ferrum muriat.* Les oxydes de fer ne s'éloignent pas notablement du type, non plus que les carbonates. *Ferrum magnet.* nous offre de très-remarquables symptômes qui lui sont propres, outre ceux du fer en général. *Ferrum pom., citric., tart., valerian., cyanat.* conservent l'action caractéristique du fer sur la composition du sang, mais ces sels sont déjà loin de représenter l'ensemble du type.

Ferrum iodat. se rapproche davantage de l'iode que du fer, car les caractéristiques de celui-ci ou manquent ou sont bien amoindries dans ce sel quand il ne subit pas de décomposition dans les voies digestives. Il y a donc une erreur pharmacodynamique de la part des allopathes, qui lui attribuent *a priori* une action qui serait la résultante de celle de ses deux radicaux non modifiés par leur combinaison. Il n'offre du fer que des effets très-réduits, de l'iode qu'une action grande encore, mais bien restreinte en comparaison de celle du métalloïde à l'état de pureté. Sans doute que les émanations iodées qui s'échappent par l'œsophage et l'anus, et le goût d'iode que sentent souvent les malades peuvent faire présumer que tout ou une partie de ce sel se décompose en ses éléments, libres alors d'agir chacun dans sa sphère. Mais alors pourquoi ne pas les alterner simplement à des intervalles convenables, plutôt que d'altérer ces beaux types si riches en indications. Ils pourraient ainsi entr'aider leur action comme compléments réciproques, au lieu de réagir l'un sur l'autre, et d'entraver leur activité, comme c'est le cas dans leurs combinaisons (1).

PHOSPHORE

L'oxygène combiné avec certains corps excite l'apparition de nombreux et importants effets; d'autres fois, au contraire, il agit d'une manière coercitive. C'est le cas pour le *Phosphorus*, surtout pour sa combinaison hyper-oxygénée, l'acide phosphorique. Cependant on retrouve dans celui-ci les symptômes suivants du radical : douleurs ostéocopes, exostoses et autres maladies des os, furoncles, dartres sèches, engelures, fourmillement à la peau, ulcérations cutanées; somnolence diurne, sommeil tardif, insomnie nocturne, sommeil comateux, cauchemar; hypocondrie; couleur jaune de la sclérotique, myopie, amblyopie; hypéresthésie de l'ouïe; écoulement de matières fétides par le nez; facies hyppocratique, tension cutanée de la face, crevasses aux lèvres; gonflement des glandes sous-maxillaires; odontalgie qu'exaspère la chaleur du lit, tuméfaction et saignement des gencives, mucosités visqueuses et sécheresse de la bouche, excoriation du palais, douleur ulcérative de la gorge; sensation de froid ou de brûlement épigastrique, ballonnement abdominal, spasmes et brûlement dans le ventre, gonflement des glandes inguinales, selles fragmentées ou diarrhéiques indolores, non affaiblissantes, ou avec chute extrême des forces, selles en bouillie; urine aqueuse abondante; spermatorrhée, douleur et gonflement des testicules; enrouement et âpreté gutturale, toux par chatouillement dans le larynx et la poitrine, expectoration purulente, sensation de fatigue et pression dans la poitrine; tremblement des membres supérieurs, doigts morts, gerçures aux mains, etc.

Mais de nombreux et caractéristiques effets de *Phosphorus* sont éliminés de son acide. Ainsi font défaut dans *Acid. phosp.* les hémorrhagies par divers organes : peau, nez, *estomac*, intestins, utérus, bronches et poumons; le somnambulisme; la congestion sanguine à la tête avec vertiges

(1) Possart. *Homœopatische Arzneimittellehre*, Nordhausen, 1858.

et battements; l'héméralopie, l'otorrhée jaunâtre, le tressaillement des muscles faciaux, la névralgie faciale, la carie de la mâchoire, la rumination, la boulimie, la paralysie du sphincter anal, le priapisme et le satyriasis, l'avance ou le retard, l'excès ou la diminution des menstrues, l'érysipèle, l'inflammation et la suppuration des glandes mammaires, les symptômes de bronchite catarrhale, de bronchopneumonie, d'hépatisation pulmonaire, de paralysie pulmonaire, la congestion sanguine de la poitrine et des gros vaisseaux, les taches jaunes de la peau, les nombreux signes de paralysie de divers organes, etc. Malgré cela, on constate dans *Acidum phosp.* moins de déviation du type que dans les acides provenant du carbone, de l'azote et du soufre.

Les combinaisons ternaires de *Phosphorus* s'amoindrissent rapidement; on y retrouve bien encore quelques traces de l'action du puissant corps simple, mais en elles dominent plutôt des propriétés qui les rapprochent des bases qui en font partie.

MERCURE

Le mercure est un type ineffaçable que peuvent bien voiler légèrement certaines combinaisons, mais jamais au point de faire disparaître son empreinte caractéristique. Le mercure soluble, les oxydes, le proto et deuto-chlorure, le sulfate, le nitrate, le cyanure, les iodures de mercure, etc., oscillent tous autour des principaux traits propres à l'action de ce métal. L'ulcération et l'éruption tuberculeuse, termes extrêmes de l'action mercurielle sur le derme, la carie et ses contraires, les végétations osseuses et l'éburnation, les symptômes scorbutiques, les douleurs périodiques à exacerbation nocturne, les fausses membranes, l'éphidrose, le gonflement et la suppuration des glandes, le tremblement des membres, le ténesme anal et la sécrétion intestinale muco-sanguinolente, etc., sont des propriétés que le mercure conserve dans les combinaisons chimiques dont il fait partie. Lorsqu'il est uni à des substances douées d'une virtualité permanente aussi, on voit les deux corps exercer souvent une coercition réciproque, mais ni l'une ni l'autre des substances ne perd ses propriétés fondamentales. Restreintes dans leur nombre, elles ne reflètent pas moins une double empreinte. Les iodures participent évidemment des propriétés des deux radicaux ; dans le cyanure de mercure l'action productrice des fausses membranes est intégralement conservée de même que celle de l'acide cyanhydrique; la sidération du système nerveux n'a subi aucune altération, comme la clinique me l'a démontré dans les affections de la gorge, où ces deux éléments constituent l'essence de la maladie (Diphteritis). Dans les sulfures, malgré la présence du grand antidote dynamique des mercuriaux, l'individualité hydrargirique résiste au point qu'ils restent aptes à remplir plusieurs des plus importantes indications de ce métal. Dans les sels ternaires eux-mêmes le type persiste.

OR

Un des agents les plus remarquables par la netteté de ses effets, la nature et la sphère de son action, c'est bien certainement l'or. Ses symptômes moraux, qui en font un des remèdes les plus précieux, traversent immaculés les diverses combinaisons de ce métal. *Aurum sulfuric.*, *Aurum muriatic.*, *Aurum natro-muriat.* Il en est de même de ses effets objectifs : la décoloration des selles, l'inflammation et carie des os, l'action spéciale sur les muqueuses de la tête, sur le foie, l'utérus, les testicules, les reins, le cœur, etc., démontrent la permanence dans chacun de ses composés des propriétés primordiales de l'or. A ses côtés s'effacent la soude, l'acide sulfurique, le chlore; tout au moins ces corps n'arrivent-ils qu'à produire des nuances dans l'action fondamentale de ce métal. La similitude d'effets des diverses préparations d'*Aurum* s'étend jusqu'au point de permettre souvent de substituer l'une à l'autre ces diverses substances, tandis qu'on ne saurait le faire pour les divers mercuriaux, qui ne laissent pas que d'offrir des nuances bien tranchées, qui leur donnent des appropriations spéciales. Cependant il n'est pas impossible de retrouver dans *Aurum muriaticum* des symptômes qui se rapprochent de ceux de *Chlorium*, ceux que celui-ci conserve dans d'autres combinaisons binaires.

En soumettant à un examen analytique les autres matières simples qu'emploie la médecine, il me serait facile de démontrer que le magnesium, le chlore, l'aluminium, la potasse, le manganèse, le zinc, etc., sont plus ou moins sujets, dans leurs combinaisons chimiques, à voir leurs propriétés dynamiques s'altérer et même s'effacer ; tandis que la baryte, l'antimoine, le brome, l'iode, l'arsenic, le platine, l'argent, le plomb se maintiennent avec leurs caractères spéciaux, la sphère et la nature de leur action dans toutes les combinaisons dans lesquelles ils entrent.

De l'étude des corps simples et de leurs composés résulte clairement la conclusion que les uns perdent rapidement leurs propriétés typiques quand ils font partie de combinaisons chimiques. A cette catégorie appartiennent l'oxygène, l'hydrogène, l'azote, le carbone, le soufre. Reconnaissables encore dans certains corps binaires, ces individualités sont entièrement anéanties dans les combinaisons ternaires. Dans celles-ci ces corps jouent le rôle d'excitateurs des propriétés radicales des autres composants, ou bien ils les amoindrissent ou les modifient sans les éteindre complétement. Ils ont cela de commun, qu'ils ont de faibles équivalents chimiques : Hydrogène 12,50, carbone 75, oxygène 100, soufre 200.

D'autres conservent d'une manière plus stable leurs propriétés caractéristiques. Quoique leur type soit encore très-mobile, on le retrouve cependant plus ou moins accentué chez quelques-uns jusque dans les combinaisons ternaires, même lorsque les corps à propriétés indélébiles leurs sont unis. Leur vraie virtualité ne dépasse guère leurs combinaisons oxygénées (oxydes et acides faibles), ou facilement réductibles à l'état d'acide carbonique (citrates, acétates, lactates), ou enfin à l'état haloïde. Ainsi le principe actif de la chaux, *Causticum*, son oxyde carbonaté, l'acétate de chaux, le sulfure de calcium, le nitrate et le sulfate de chaux forment une série dans laquelle le type causticum, encore brillant dans les premières combinaisons, s'efface rapidement dans les autres sels au point de ne conserver plus que quelques-unes de ses propriétés primordiales. — Le fer métallique, ou réduit par l'hydrogène, est un médicament infiniment plus riche que le sulfate de fer, tandis que les oxydes purs ou unis à des acides faibles conservent l'empreinte à peu près intacte du radical. Dans les sels haloïdes de fer, donnés à doses massives, leur instabilité dégage facilement le type primitif, grâce aux décompositions qui ont lieu, tandis qu'à doses infinitésimales, où le médicament ne paraît plus soumis aux réactions chimiques, les sels de fer ne sont plus que des agents amoindris. Le phosphore et l'acide phosphorique ont encore de nombreux rapports, soit dans leur sphère d'action, soit dans la modalité morbide qu'ils impriment à l'organisme; mais ce magnifique type décroît et s'efface rapidement dans ses combinaisons ternaires. Il en est encore de même de *Natrum*, *Potassium*, *Chlorium*, etc. L'équivalent de tous ces corps est déjà beaucoup plus élevé que dans la première catégorie. Calcium 250 , Phosphorus 400 , Ferrum 350, Potassium 499, etc.

L'arsenic 93,750, l'or 1,229, l'argent 1,349, le mercure 1,250, le plomb 1,294, l'iode 1,586, sont des types ineffaçables et leurs équivalents, les plus élevés. Lorsque les corps des deux premières catégories forment des combinaisons avec eux, le type de l'or, du platine, du plomb, de l'iode, présente sans doute des modifications ; mais outre que le plus souvent ils ne font qu'effleurer ces énergiques propriétés, les leurs disparaissent ordinairement. Lorsque l'oxygène produit, avec le soufre et l'azote, l'acide sulfurique et l'acide nitrique, l'analyse des propriétés des deux composés ne permet pas de conclure que l'oxygène, l'azote et le soufre sont les radicaux de ces substances ; ce sont de nouvelles individualités qui ne gardent presque rien de leur origine. Mais que l'oxygène, le chlore, les acides nitrique et sulfurique, la soude, viennent à se combiner avec l'or, le mercure, l'arsenic, l'iode, etc., les nouveaux corps qui en résulteront ne feront pas disparaître les types de ces derniers, plusieurs, et souvent la plupart de leurs effets, traversant inaltérés les combinaisons binaires, ternaires et quaternaires. Ainsi l'action du mercure sur les glandes salivaires, de l'iode sur le tissu cellulaire et les glandes, du plomb sur le système nerveux, surnagent dans toutes les combinaisons chimiques dont ils font partie.

La variabilité et la fixité des propriétés pathogénétiques, et par conséquent thérapeutiques des corps simples et de leurs composés, sont donc en rapport avec la loi de l'équivalence chimique. Depuis l'inconstant hydrogène jusqu'aux immuables Aurum, Sodium, il y aurait donc une série de corps dont les propriétés croîtraient en stabilité en raison directe des équivalents, en raison inverse, par conséquent, de la puissance chimique primitive des corps simples, 1,250 d'hydrogène étant à 100 d'oxygène comme 200 de soufre, 400 de phosphore, 937 d'arsenic, 1,229 d'or, 1,586 d'iode.

Monthey (en Valais), juin 1867.

PARIS. — IMP. SIMON RAÇON ET COMP., RUE D'ERFURTH, 1.

www.ingramcontent.com/pod-product-compliance
Ingram Content Group UK Ltd.
Pitfield, Milton Keynes, MK11 3LW, UK
UKHW021154230726
13926UKWH00001B/99

9 782014 073577